心血管病标准数据集

心力衰竭标准数据集 2024版

主　审　葛均波

主　编　姜　红

副主编　金　玮　卢永昕　弭守玲

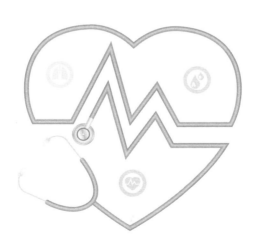

复旦大學 出版社

编 委 会

序

    心力衰竭是一种日益严峻的全球性重大健康问题。近年来，随着新型药物和设备的出现，心力衰竭领域虽取得了显著进展，但预后仍差，严重降低了患者的生活质量，并给社会和家庭带来沉重负担。事实上，尽管有不同的临床轨迹，心力衰竭总是会持续到终末期，面临心脏移植或持久机械循环支持治疗。因此，建立心力衰竭标准数据库，对早期识别心力衰竭的发生风险以早期干预，从而降低心力衰竭的发病率与改善临床预后至关重要。

    由于心力衰竭涉及复杂的病理生理机制，分析并管理与心力衰竭相关的流行病学、危险因素、医学图像、治疗决策、疾病预后等方面的多维数据，对心力衰竭的风险预测、诊断、治疗和预防、保健具有重要意义。因此，规范地采集、记录心力衰竭涉及的临床医疗数据，并制定统一的数据结构标准将有力推动心力衰竭领域基础和临床研究的创新与高质量开展。随着信息技术的迅速发展，旨在解决人类健康问题的大数据和人工智能等技术对医疗行业的影响一直在稳步增加。人工智能利用先进的计算机算法从大型数据库中提取信息，在诊断心血管疾病、提高辅助工具的效率、对疾病进行分层和分类，以及预测结果方面已显示出有用性。先进的人工智能算法经过精心设计，可以分析大量医疗保健数据中的复杂关系，使它们能够处理比传统方法更复杂的工作。然而，目前医疗体系尚未对心力衰竭相关电子数据结构进行标准化的定义与管理，计算机无法顺利地对临床工作过程中产生的大量叙述性文本数据进行调取、整合和深层分析，导致对疾病认识不足和研究成果临床转化受限，影响医疗保健服务的质量和效率。

    医疗健康是国家战略的重要领域。人们对于便捷、智能、高质、高效的健康医疗服务的需求越来越迫切。在医疗健康产业数字化和智能化转型进程中，建立统一、标准化的心力衰竭数据集是当前时代背景下的必然产物。通过构建《心力衰竭标准数据集》，形成计算机可识别和处理的结构化、代码化数据，将进一步提高对多源、多模态数据的处理和分析能力，为心力衰竭的诊疗提供有力的决策支持。

中国科学院院士

2024 年 4 月 18 日

前　言

　　心力衰竭是由于心脏结构或功能异常导致的一组临床综合征,表现为呼吸困难或液体潴留及活动耐量的降低等。心力衰竭是一个发生、发展的心肌重构过程,该过程在早中期经过积极规范化的治疗是可以被逆转的。心力衰竭具有发病率高、病死率高、住院率高、患者生活质量差及医疗花费高的特点,努力减轻其带来的社会和经济负担已成为全球公共卫生的主要任务之一。我国心力衰竭患者人数达 890 万。China-HF 研究[1]显示我国心力衰竭患者出院后 30 天、1 年和 3 年全因死亡率分别为 2.4%、13.7%和 28.2%。随着人口老龄化和代谢危险因素持续流行,心力衰竭的发病率将持续升高,因此,制定心力衰竭标准数据集有助于心力衰竭专病数据库建设,进而为心力衰竭的早期发现、治疗和预防研究提供数据支撑。

　　《心力衰竭标准数据集》参考《国家心力衰竭指南 2023》[2]、《中国心力衰竭诊断和治疗指南 2024》[3]、《2023 ESC 指南:急性和慢性心力衰竭的诊断和治疗(更新版)》[4]、《2021 ESC 指南:急性和慢性心力衰竭的诊断和治疗》[5],从临床、科研实践中的实用性和可行性出发,以中国卫生健康信息数据元为基础,对心力衰竭患者的人口学信息、检查检验报告、药物医嘱等临床资料中的文本、数值和图像数据,通过结构化、归一化、映射、逻辑运算等数据治理过程,形成由模块名、内容、参考标准、序号、子模块、数据元、值域、数据类型、数据加工类型等构成的数据集。

　　本数据集包含一套完整的评价系统,涉及心力衰竭的症状、体征、实验室检查、诊断、治疗和预后等方面,旨在引导临床医师对心力衰竭相关临床医疗数据记录标准化,进而将心力衰竭采集标准和规范统一化,促进临床研究开展和成果转化,从而进一步提升我国心力衰竭临床诊疗质量,最终达到改善患者预后、降低疾病负担的目的。希望本数据集为后续开展真实世界多中心队列研究奠定基础,共同构建及推进心力衰竭临床研究及诊疗规范。

2024 年 4 月 18 日

数据集说明

  本数据集参考国家电子病历及信息化行业标准,结合临床研究的实际需求,以国内外最新心力衰竭指南为基础,由复旦大学附属中山医院心内科和上海市心血管病研究所共同完成。

  模块名:用于区别数据元的一级分类,由一个或多个词构成。

  子模块:子模块从属于模块名,同一个模块名下可有多个并列的子模块,由一个或多个词构成。

  参考标准:主要参考美国卫生信息传输标准、临床试验数据采集标准及中华人民共和国卫生行业标准、ICD-10。

  数据元:每个模块下包含的详细内容(字段)。

  值域:参考指南和文献,兼顾本领域专家认可的实用性,列举出字段中可能出现的内容。

  数据类型:用于标识数据元的数据库储存方式。

  数据加工类型:根据数据来源及数据加工处理方式,数据加工类型可分为:①映射,直接映射存储规范的数据,如医嘱及检验数据;②结构化和归一,是将自然语言处理成可进行统计分析的标准字段与阈值;③逻辑计算,将来源不同的数据或多份病历进行数据计算与逻辑判断。

  数据更新机制:本数据集拟根据疾病诊疗指南标准和实际临床、科研需求,定期进行更新,包括版本、修订内容、修订原因和修订时间。

  数据集模版使用权限(著作权):著作权及相关商标归复旦大学附属中山医院心内科、上海市心血管病研究所所有,使用本模版需经过著作权所有方同意,违者必究。

目 录

一、人口学信息

模块名	内　容	参考标准
人口学信息	基本信息	1. 中华人民共和国卫生行业标准 WS 445 - 2014 电子病历基本数据集：住院病案首页； 2. 中国卫生健康数据元值域代码； 3. 临床试验数据采集标准（CDASHIG v2.2 2021.9.28）

序号	子模块	数据元	值　域	数据类型	数据加工类型
1.1	基本信息	姓名		文本	映射
1.2	基本信息	性别	男,女	文本	映射
1.3	基本信息	出生日期	YYYY - MM - DD	日期	映射
1.4	基本信息	年龄（岁）		数值	逻辑计算
1.5	基本信息	国籍	中国,其他	文本	映射
1.6	基本信息	民族	汉族,其他	文本	映射
1.7	基本信息	证件类型	身份证,护照,其他	文本	映射
1.8	基本信息	证件号码		数值	映射
1.9	基本信息	婚姻状况	未婚,已婚,离婚,丧偶,不详	文本	映射
1.10	基本信息	文化程度	文盲,小学,初中,高中,中专,大专,大学,研究生	文本	映射

序号	子模块	数据元	值 域	数据类型	数据加工类型
1.11	基本信息	职业类型	无业,退(离)休,农民,企业管理人员,自由职业者,国家公务员,专业技术人员,职员,现役军人,工人,学生,个体经营者,其他	文本	映射
1.12	基本信息	工作单位		文本	映射
1.13	基本信息	ABO血型	A,B,O,AB,不详	文本	映射
1.14	基本信息	Rh血型	阴性,阳性,不详	文本	映射
1.15	基本信息	出生地		文本	映射
1.16	基本信息	籍贯		文本	映射
1.17	基本信息	现住址		文本	映射
1.18	基本信息	本人电话		数值	映射
1.19	基本信息	联系人姓名		文本	映射
1.20	基本信息	联系人与患者关系	父,母,兄弟,姐妹,兄妹,姐弟,子女,夫妻,其他	文本	映射
1.21	基本信息	联系人电话		数值	映射
1.22	基本信息	其他联系方式		文本	映射

二、就诊信息

模块名	内　容	参考标准
就诊信息	就诊记录，住院信息，门诊信息	1. 中华人民共和国卫生行业标准 WS 445－2014 电子病历基本数据集：住院病案首页； 2. 中国卫生健康信息数据元值域代码

序号	子模块	数据元	值　域	数据类型	数据加工类型
2.1	就诊记录	就诊方式	住院，门诊，急诊	文本	映射
2.2	就诊记录	健康卡号		数值	映射
2.3	住院信息	病案号		数值	映射
2.4	住院信息	入院日期	YYYY－MM－DD	日期	映射
2.5	住院信息	出院日期	YYYY－MM－DD	日期	映射
2.6	住院信息	住院天数		数值	逻辑计算
2.7	住院信息	入院科室		文本	映射
2.8	住院信息	转科时间	YYYY－MM－DD	日期	映射
2.9	住院信息	转入科室		文本	映射

序号	子模块	数据元	值　域	数据类型	数据加工类型
2.10	住院信息	出院科室		文本	映射
2.11	住院信息	住院次数		数值	逻辑计算
2.12	住院信息	是否手术	是,否	文本	映射+ 归一
2.13	住院信息	术后住院天数		数值	逻辑计算
2.14	住院信息	是否转入 CCU/ICU	是,否	文本	映射+ 归一
2.15	住院信息	CCU/ICU 住院天数		数值	逻辑计算
2.16	住院信息	总费用(元)		数值	映射
2.17	住院信息	自付金额(元)		数值	映射
2.18	住院信息	付费方式	自费,城镇职工基本医疗保险,城镇居民基本医疗保险,新型农村合作医疗,商业保险,其他	文本	映射
2.19	住院信息	离院方式	医嘱离院,医嘱转院,医嘱转社区卫生服务中心或乡镇卫生院,非医嘱离院,死亡,其他	文本	映射
2.20	住院信息	转归情况	治愈,好转,未愈,死亡,其他	文本	映射
2.21	门诊信息	门诊号		数值	映射
2.22	门诊信息	就诊科室		文本	映射
2.23	门诊信息	就诊日期	YYYY‐MM‐DD	日期	映射
2.24	门诊信息	就诊医师		文本	映射

三、现 病 史

模块名	内　容	参考标准
现病史	临床症状（心脏症状，心脏外全身症状）、超声心动图、运动耐量评估、诊断、手术治疗、药物治疗	1. 中华人民共和国卫生行业标准 WS 445－2014 电子病历基本数据集，入院记录； 2. 美国卫生信息传输标准（Health Level 7, HL7）； 3. 临床试验数据采集标准（CDASHIG v2.2 2021.9.28）； 4. 中国心力衰竭诊断和治疗指南 2024

序号	子模块	数据元	值　域	数据类型	数据加工类型
3.1	临床症状	临床症状	有，无	文本	结构化＋归一
3.2	心脏症状	心脏症状	胸闷、胸痛、心慌、乏力、活动耐量下降、呼吸困难、气促、夜间阵发性呼吸困难、端坐呼吸，其他	文本	结构化＋归一
3.3	心脏症状	心脏症状发生时间	YYYY－MM－DD	日期	结构化＋归一
3.4	心脏外全身症状	心脏外全身症状	发热、咳嗽、咳痰、恶心、呕吐、腹胀、食欲减退、头痛、头晕、晕厥、双下肢水肿、少尿，其他	文本	结构化＋归一
3.5	心脏外全身症状	心脏外全身症状发生时间	YYYY－MM－DD	日期	结构化＋归一
3.6	心脏外全身症状	体重改变	是，否	文本	结构化＋归一
3.7	心脏外全身症状	体重改变数值（kg）		数值	结构化＋逻辑计算
3.8	心脏外全身症状	体重改变发生时间	YYYY－MM－DD	日期	结构化＋归一

序号	子模块	数据元	值 域	数据类型	数据加工类型
3.9	超声心动图	超声心动图结论		文本	映射
3.10	超声心动图	左心房内径（mm）		数值	映射
3.11	超声心动图	左心室舒张末内径（mm）		数值	映射
3.12	超声心动图	左心室收缩末内径（mm）		数值	映射
3.13	超声心动图	室间隔厚度（mm）		数值	映射
3.14	超声心动图	EF 值（%）		数值	映射
3.15	超声心动图	检查时间	YYYY－MM－DD	日期	映射
3.16	运动耐量评估	运动耐量下降	是,否	文本	结构化＋归一
3.17	诊断	心力衰竭分类	急性心力衰竭、慢性心力衰竭、慢性心力衰竭急性加重、心源性休克、左心衰竭、右心衰竭、全心衰竭、射血分数降低的心力衰竭（HFrEF）、射血分数轻度降低的心力衰竭（HFmrEF）、射血分数改善的心力衰竭（HFimpEF）、射血分数保留的心力衰竭（HFpEF）	文本	结构化＋归一
3.18	诊断	心力衰竭分期	A 期（心力衰竭风险期）、B 期（心力衰竭前期）、C 期（症状性心力衰竭）、D 期（晚期心力衰竭）	文本	结构化＋归一
3.19	诊断	NYHA 分级	Ⅰ级、Ⅱ级、Ⅲ级、Ⅳ级	文本	结构化＋归一
3.20	诊断	诊断日期	YYYY－MM－DD	日期	结构化
3.21	手术治疗	是否手术	是,否	文本	结构化＋归一
3.22	手术治疗	手术名称		文本	结构化＋归一

（续表）

序号	子模块	数据元	值 域	数据类型	数据加工类型
3.23	手术治疗	手术日期	YYYY - MM - DD	日期	结构化+ 归一
3.24	手术治疗	手术医院		文本	结构化+ 归一
3.25	药物治疗	药物治疗	是,否	文本	结构化+ 归一
3.26	药物治疗	使用抗血小板药	是,否	文本	结构化+ 归一
3.27	药物治疗	使用抗凝药	是,否	文本	结构化+ 归一
3.28	药物治疗	使用他汀类药	是,否	文本	结构化+ 归一
3.29	药物治疗	使用 ACEI/ARB/ARNI	是,否	文本	结构化+ 归一
3.30	药物治疗	使用螺内酯等醛固酮抑制剂	是,否	文本	结构化+ 归一
3.31	药物治疗	使用利尿剂	是,否	文本	结构化+ 归一
3.32	药物治疗	使用 β 受体阻滞剂	是,否	文本	结构化+ 归一
3.33	药物治疗	使用 SGLT-2 抑制剂	是,否	文本	结构化+ 归一
3.34	药物治疗	使用维立西呱	是,否	文本	结构化+ 归一
3.35	药物治疗	使用地高辛	是,否	文本	结构化+ 归一
3.36	药物治疗	使用伊伐布雷定	是,否	文本	结构化+ 归一
3.37	药物治疗	使用托伐普坦	是,否	文本	结构化+ 归一
3.38	药物治疗	使用硝酸脂类	是,否	文本	结构化+ 归一
3.39	药物治疗	使用 CCB 类	是,否	文本	结构化+ 归一

注:NYHA 分级,纽约心脏病学会心功能分级;ACEI,血管紧张素转换酶抑制剂;ARB,血管紧张素受体拮抗剂;ARNI,血管紧张素受体脑啡肽酶抑制剂;SGLT - 2,钠-葡萄糖协同转运蛋白- 2;CCB,钙离子通道阻滞剂。

四、诊 疗 史

模块名	内　容	参考标准
诊疗史	既往就诊治疗，就诊治疗时间，就诊医疗机构，就诊科室，治疗方案	1. 中华人民共和国卫生行业标准 WS 445－2014 电子病历基本数据集：入院记录； 2. 临床试验数据采集标准（CDASHIG v2.2 2021.9.28）

序号	子模块	数据元	值　域	数据类型	数据加工类型
4.1	既往就诊治疗	既往就诊治疗	是，否	文本	结构化+ 归一
4.2	就诊治疗时间	就诊治疗时间	YYYY－MM－DD	日期	结构化+ 归一
4.3	就诊医疗机构	就诊医疗机构		文本	结构化+ 归一
4.4	就诊科室	就诊科室	急诊、门诊、住院治疗	文本	结构化+ 归一
4.5	治疗方案	药物治疗	是，否	文本	结构化+ 归一
4.6	治疗方案	心外科手术治疗	是，否	文本	结构化+ 归一
4.7	治疗方案	手术治疗名称	冠状动脉搭桥手术、心脏瓣膜置换或成形手术、心脏移植手术、先天性心脏病纠治术、左心室辅助装置植入术	文本	结构化+ 归一
4.8	治疗方案	手术治疗时间	YYYY－MM－DD	日期	结构化+ 归一
4.9	治疗方案	介入治疗	是，否	文本	结构化+ 归一

（续表）

序号	子模块	数据元	值 域	数据类型	数据加工类型
4.10	治疗方案	手术治疗名称	冠状动脉支架植入术、冠状动脉球囊扩张术、射频消融术、左心耳封堵术、植入心脏起搏器、心脏再同步化治疗、植入自动心脏除颤仪、植入左心室辅助装置、植入式心脏收缩力调节器,其他	文本	结构化+ 归一
4.11	治疗方案	手术治疗时间	YYYY－MM－DD	日期	结构化+ 归一
4.12	治疗方案	其他治疗	是,否	文本	结构化+ 归一
4.13	治疗方案	其他治疗名称		文本	结构化+ 归一
4.14	治疗转归	治疗转归	好转、未愈、死亡	文本	结构化+ 归一

五、既 往 史

模块名	内 容	参考标准
既往史	呼吸系统疾病；心血管系统疾病；脑血管及神经相关疾病；消化系统疾病；肾脏疾病；内分泌疾病；免疫系统疾病；血液系统疾病；恶性肿瘤	1. 中华人民共和国卫生行业标准 WS 445－2014 电子病历基本数据集：入院记录； 2. 美国卫生信息传输标准（Health Level 7, HL7）； 3. 临床试验数据采集标准（CDASHIG v2.2 2021.9.28）； 4. 国家心力衰竭指南 2023； 5. 中国心力衰竭诊断和治疗指南 2024

序号	子模块	数据元	值 域	数据类型	数据加工类型
5.1	呼吸系统疾病	肺动脉高压	有，无	文本	结构化
5.2	呼吸系统疾病	肺动脉高压诊断日期	YYYY－MM－DD	日期	结构化＋归一
5.3	呼吸系统疾病	肺动脉高压治疗方案		文本	结构化＋归一
5.4	呼吸系统疾病	肺栓塞	有，无	文本	结构化＋归一
5.5	呼吸系统疾病	肺栓塞诊断日期	YYYY－MM－DD	日期	结构化
5.6	呼吸系统疾病	肺栓塞治疗方案		文本	结构化＋归一
5.7	呼吸系统疾病	肺源性心脏病	有，无	文本	结构化＋归一

序号	子模块	数据元	值 域	数据类型	数据加工类型
5.8	呼吸系统疾病	肺源性心脏病诊断日期	YYYY－MM－DD	日期	结构化＋归一
5.9	呼吸系统疾病	肺源性心脏病治疗方案		文本	结构化＋归一
5.10	呼吸系统疾病	支气管哮喘	有,无	文本	结构化
5.11	呼吸系统疾病	支气管哮喘诊断日期	YYYY－MM－DD	日期	结构化＋归一
5.12	呼吸系统疾病	支气管哮喘治疗方案		文本	结构化＋归一
5.13	呼吸系统疾病	COPD	有,无	文本	结构化
5.14	呼吸系统疾病	COPD诊断日期	YYYY－MM－DD	日期	结构化＋归一
5.15	呼吸系统疾病	COPD治疗方案		文本	结构化＋归一
5.16	呼吸系统疾病	其他呼吸系统疾病	有,无	文本	结构化＋归一
5.17	呼吸系统疾病	其他呼吸系统疾病名称		文本	结构化＋归一
5.18	呼吸系统疾病	其他呼吸系统疾病诊断时间	YYYY－MM－DD	日期	结构化＋归一
5.19	呼吸系统疾病	其他呼吸系统疾病治疗方案		文本	结构化＋归一

序号	子模块	数据元	值　　域	数据类型	数据加工类型
5.20	心血管系统疾病	冠状动脉粥样硬化性心脏病	有,无,不详	文本	结构化
5.21	心血管系统疾病	冠状动脉粥样硬化性心脏病诊断日期	YYYY－MM－DD	日期	结构化＋归一
5.22	心血管系统疾病	冠状动脉粥样硬化性心脏病治疗方案	药物治疗,药物治疗＋PCI,药物治疗＋CABG,药物治疗＋PCI＋CABG,其他	文本	结构化＋归一
5.23	心血管系统疾病	心律失常	有,无	文本	结构化
5.24	心血管系统疾病	心律失常类型	窦性心动过速、窦性心动过缓、窦性心律不齐、窦性停搏、窦房阻滞、室性期前收缩、房性期前收缩、阵发性室上性心动过速、阵发性室性心动过速、阵发房颤、持续房颤、永久性房颤、窦房传导阻滞、房室传导阻滞、心室内传导阻滞（左、右束支及左束支分支传导阻滞）、预激综合征、其他	文本	结构化＋归一
5.25	心血管系统疾病	心律失常诊断日期	YYYY－MM－DD	日期	结构化＋归一
5.26	心血管系统疾病	心律失常治疗方案	抗心律失常药物治疗、射频消融术、射频消融术＋抗心律失常药物治疗、起搏器植入术、起搏器植入术＋抗心律失常药物治疗、起搏器植入术＋射频消融术＋抗心律失常药物治疗	文本	结构化＋归一
5.27	心血管系统疾病	射频消融术时间	YYYY－MM－DD	日期	结构化＋归一
5.28	心血管系统疾病	起搏器植入术时间	YYYY－MM－DD	日期	结构化＋归一
5.29	心血管系统疾病	起搏器型号		文本	结构化＋归一

（续表）

序号	子模块	数据元	值 域	数据类型	数据加工类型
5.30	心血管系统疾病	抗心律失常药物		文本	结构化+ 归一
5.31	心血管系统疾病	先天性心脏病	有,无	文本	结构化
5.32	心血管系统疾病	先天性心脏病	房间隔缺损、室间隔缺损、动脉导管未闭、法洛四联症、大动脉转位、埃布斯坦（Ebstein）综合征、其他	文本	结构化+ 归一
5.33	心血管系统疾病	先天性心脏病诊断日期	YYYY－MM－DD	日期	结构化+ 归一
5.34	心血管系统疾病	先天性心脏病治疗方案	先天性心脏病姑息手术,先天性心脏病纠治手术	文本	结构化+ 归一
5.35	心血管系统疾病	心肌病	有,无	文本	结构化
5.36	心血管系统疾病	心肌病类型	扩张型心肌病、肥厚型心肌病、限制型心肌病、致心律失常性心肌病、应激性心肌病、围生期心肌病、其他	文本	结构化+ 归一
5.37	心血管系统疾病	心肌病诊断日期	YYYY－MM－DD	日期	结构化+ 归一
5.38	心血管系统疾病	心肌病治疗方案		文本	结构化+ 归一
5.39	心血管系统疾病	心肌炎	有,无	文本	结构化
5.40	心血管系统疾病	心肌炎诊断日期	YYYY－MM－DD	日期	结构化+ 归一
5.41	心血管系统疾病	心肌炎治疗方案		文本	结构化+ 归一
5.42	心血管系统疾病	瓣膜病	有,无	文本	结构化

序号	子模块	数据元	值　域	数据类型	数据加工类型
5.43	心血管系统疾病	瓣膜病类型	二尖瓣、三尖瓣、主动脉瓣、肺动脉瓣狭窄或关闭不全	文本	结构化+ 归一
5.44	心血管系统疾病	瓣膜病病因	先天性、风湿性、老年性、感染、急性心肌梗死、系统性红斑狼疮	文本	结构化+ 归一
5.45	心血管系统疾病	瓣膜病诊断日期	YYYY－MM－DD	日期	结构化+ 归一
5.46	心血管系统疾病	瓣膜病治疗方案	药物治疗、手术治疗	文本	结构化+ 归一
5.47	心血管系统疾病	瓣膜病药物治疗		文本	结构化+ 归一
5.48	心血管系统疾病	瓣膜病手术治疗	有，无	文本	结构化
5.49	心血管系统疾病	瓣膜病手术治疗时间	YYYY－MM－DD	日期	结构化+ 归一
5.50	心血管系统疾病	瓣膜病手术治疗名称	瓣膜置换手术，瓣膜成形手术	文本	结构化+ 归一
5.51	心血管系统疾病	高血压	有，无	文本	结构化
5.52	心血管系统疾病	高血压病因	原发性、继发性（肾实质性、肾血管性、原发醛固酮增多症、嗜铬细胞瘤、皮质醇增多症、糖皮质激素、OSAHS）	文本	结构化+ 归一
5.53	心血管系统疾病	高血压病诊断日期	YYYY－MM－DD	日期	结构化
5.54	心血管系统疾病	高血压病治疗方案		文本	结构化+ 归一
5.55	心血管系统疾病	大动脉炎	有，无	文本	结构化
5.56	心血管系统疾病	大动脉炎诊断日期	YYYY－MM－DD	日期	结构化+ 归一
5.57	心血管系统疾病	大动脉炎治疗方案		文本	结构化+ 归一

（续表）

序号	子模块	数据元	值域	数据类型	数据加工类型
5.58	心血管系统疾病	动静脉瘘	有，无	文本	结构化
5.59	心血管系统疾病	动静脉瘘诊断日期	YYYY－MM－DD	日期	结构化+ 归一
5.60	心血管系统疾病	动静脉瘘治疗方案		文本	结构化+ 归一
5.61	心血管系统疾病	高脂血症	有，无	文本	结构化
5.62	心血管系统疾病	高脂血症类型	高甘油三酯血症、高胆固醇血症、混合型高脂血症	文本	结构化+ 归一
5.63	心血管系统疾病	高脂血症诊断日期	YYYY－MM－DD	日期	结构化+ 归一
5.64	心血管系统疾病	高脂血症治疗方案		文本	结构化+ 归一
5.65	脑血管及神经相关疾病	脑卒中	有，无	文本	结构化
5.66	脑血管及神经相关疾病	脑卒中诊断日期	YYYY－MM－DD	日期	结构化+ 归一
5.67	脑血管及神经相关疾病	脑卒中治疗方案		文本	结构化+ 归一
5.68	脑血管及神经相关疾病	脑出血	有，无	文本	结构化
5.69	脑血管及神经相关疾病	脑出血诊断日期	YYYY－MM－DD	日期	结构化+ 归一
5.70	脑血管及神经相关疾病	脑出血治疗方案		文本	结构化+ 归一

序号	子模块	数据元	值域	数据类型	数据加工类型
5.71	脑血管及神经相关疾病	其他疾病	进行性肌营养不良症［包括迪谢内（Duchenne）肌营养不良、贝克（Becker）肌营养不良、X连锁扩张型心肌病等］、埃默里-德赖弗斯（Emery - Dreifuss）肌营养不良、核纤层蛋白病等	文本	结构化+ 归一
5.72	消化系统疾病	消化道出血	有，无	文本	结构化
5.73	消化系统疾病	消化道出血诊断日期	YYYY - MM - DD	日期	结构化+ 归一
5.74	消化系统疾病	消化道出血治疗方案		文本	结构化+ 归一
5.75	消化系统疾病	其他疾病		文本	结构化+ 归一
5.76	肾脏疾病	肾功能不全	有，无	文本	结构化
5.77	肾脏疾病	CKD 分期		文本	结构化+ 归一
5.78	肾脏疾病	肾功能不全诊断日期	YYYY - MM - DD	日期	结构化
5.79	肾脏疾病	肾功能不全治疗方案		文本	结构化+ 归一
5.80	肾脏疾病	其他疾病		文本	结构化+ 归一
5.81	内分泌疾病	糖尿病	有，无	文本	结构化
5.82	内分泌疾病	糖尿病诊断日期	YYYY - MM - DD	日期	结构化+ 归一
5.83	内分泌疾病	糖尿病治疗方案		文本	结构化+ 归一
5.84	内分泌疾病	甲状腺功能亢进	有，无	文本	结构化

（续表）

序号	子模块	数据元	值　域	数据类型	数据加工类型
5.85	内分泌疾病	甲状腺功能亢进诊断日期	YYYY－MM－DD	日期	结构化
5.86	内分泌疾病	甲状腺功能亢进治疗方案		文本	结构化＋归一
5.87	免疫系统疾病	系统性红斑狼疮	有,无	文本	结构化
5.88	免疫系统疾病	系统性红斑狼疮诊断日期	YYYY－MM－DD	日期	结构化
5.89	免疫系统疾病	系统性红斑狼疮治疗方案		文本	结构化＋归一
5.90	免疫系统疾病	其他疾病		文本	结构化＋归一
5.91	血液系统疾病	贫血	有,无	文本	结构化
5.92	血液系统疾病	贫血诊断日期	YYYY－MM－DD	日期	结构化
5.93	血液系统疾病	贫血治疗方案		文本	结构化＋归一
5.94	血液系统疾病	其他疾病		文本	结构化＋归一
5.95	恶性肿瘤	恶性肿瘤	有,无	文本	结构化＋归一
5.96	恶性肿瘤	肿瘤名称		文本	结构化＋归一
5.97	恶性肿瘤	肿瘤诊断日期	YYYY－MM－DD	日期	结构化
5.98	恶性肿瘤	肿瘤治疗方案		文本	结构化＋归一

注:COPD,慢性阻塞性肺疾病;PCI,经皮冠脉介入术;CABG,冠状动脉搭桥术;OSAHS,阻塞性睡眠呼吸暂停低通气综合征;CKD,慢性肾脏病。

六、个 人 史

模块名	内 容	参考标准
个人史	吸烟史,饮酒史,过敏史,输血史,手术史,毒品接触史,心脏毒性药物史	1. 中华人民共和国卫生行业标准 WS 445－2014 电子病历基本数据集:入院记录; 2. 美国卫生信息传输标准(Health Level 7, HL7); 3. 临床试验数据采集标准(CDASHIG v2.2 2021.9.28)

序号	子模块	数据元	值 域	数据类型	数据加工类型
6.1	吸烟史	吸烟状态	吸烟,不吸烟,已戒烟,不详	文本	结构化＋归一
6.2	吸烟史	每日平均吸烟(包)		数值	结构化＋逻辑计算
6.3	吸烟史	持续吸烟时长(年)		数值	结构化＋逻辑计算
6.4	吸烟史	戒烟时长(年)		数值	结构化＋逻辑计算
6.5	吸烟史	二手烟暴露情况	是,生活环境中暴露;是,工作环境中暴露;否;不详	文本	结构化＋归一
6.6	饮酒史	饮酒状态	饮酒,机会性饮酒,不饮酒,已戒酒,不详	文本	结构化＋归一
6.7	饮酒史	饮酒频率(次/周)		数值	结构化＋归一
6.8	饮酒史	每次饮酒量(mL)		数值	结构化＋逻辑计算
6.9	饮酒史	饮酒类型	白酒,红酒,啤酒,其他	文本	结构化＋归一

（续表）

序号	子模块	数据元	值　　域	数据类型	数据加工类型
6.10	饮酒史	持续饮酒时长（年）		数值	结构化+ 逻辑计算
6.11	饮酒史	戒酒时长（年）		数值	结构化+ 逻辑计算
6.12	过敏史	是否有过敏史	是,否	文本	结构化+ 归一
6.13	过敏史	过敏原类型		文本	结构化+ 归一
6.14	过敏史	过敏原名称		文本	结构化+ 归一
6.15	输血史	是否有输血史	是,否	文本	结构化+ 归一
6.16	输血史	输血日期	YYYY‐MM‐DD	日期	结构化+ 归一
6.17	手术史	是否有手术史	是,否	文本	结构化+ 归一
6.18	手术史	手术名称		文本	结构化+ 归一
6.19	手术史	手术日期	YYYY‐MM‐DD	日期	结构化+ 归一
6.20	毒品接触史	毒品接触史	是,否	文本	结构化+ 归一
6.21	毒品接触史	毒品名称		文本	结构化+ 归一
6.22	毒品接触史	毒品接触持续时间（月）		数值	结构化+ 逻辑计算
6.23	心脏毒性药物史	心脏毒性药物史	是,否	文本	结构化+ 归一
6.24	心脏毒性药物史	心脏毒性药物名称		文本	结构化+ 归一
6.25	心脏毒性药物史	心脏毒性药物接触持续时间（月）		数值	结构化+ 逻辑计算

七、家 族 史

模块名	内　　容	参考标准
家族史	心血管病家族史，高血压病家族史，糖尿病家族史，心肌病家族史，心律失常家族史，不明原因猝死史	1. 中华人民共和国卫生行业标准 WS 445－2014 电子病历基本数据集：入院记录； 2. 美国卫生信息传输标准（Health Level 7, HL7）

序号	子模块	数据元	值　　域	数据类型	数据加工类型
7.1	心血管病家族史	心血管病家族史	无，有，不详	文本	结构化＋归一
7.2	心血管病家族史	亲属关系	父亲、母亲、祖父、祖母、兄弟姐妹、子女	文本	结构化＋归一
7.3	心血管病家族史	亲属心血管病名称		文本	结构化＋归一
7.4	心血管病家族史	亲属发病年龄（岁）		数值	结构化＋归一
7.5	心血管病家族史	亲属是否健在	是，否	文本	结构化＋归一
7.6	心血管病家族史	亲属死亡原因	心脏疾病，其他疾病	文本	结构化＋归一
7.7	高血压病家族史	高血压病家族史	无，有，不详	文本	结构化＋归一
7.8	高血压病家族史	亲属关系	父亲、母亲、祖父、祖母、兄弟姐妹、子女	文本	结构化＋归一
7.9	糖尿病家族史	糖尿病家族史	无，有，不详	文本	结构化＋归一

（续表）

序号	子模块	数据元	值　域	数据类型	数据加工类型
7.10	糖尿病家族史	亲属关系	父亲、母亲、祖父、祖母、兄弟姐妹、子女	文本	结构化+归一
7.11	心肌病家族史	心肌病家族史	无,有,不详	文本	结构化+归一
7.12	心肌病家族史	亲属关系	父亲、母亲、祖父、祖母、兄弟姐妹、子女	文本	结构化+归一
7.13	心肌病家族史	携带心肌病相关基因变异或阳性家族史	是,否,不详	文本	结构化+归一
7.14	心律失常家族史	心律失常家族史	无,有,不详	文本	结构化+归一
7.15	心律失常家族史	亲属关系	父亲、母亲、祖父、祖母、兄弟姐妹、子女	文本	结构化+归一
7.16	不明原因猝死史	不明原因猝死史	无,有,不详	文本	结构化+归一
7.17	不明原因猝死史	亲属关系	父亲、母亲、祖父、祖母、兄弟姐妹、子女	文本	结构化+归一

八、体格检查

模块名	内　容	参考标准
体格检查	体温、呼吸频率、脉搏、血压、身高、体重、体重指数、腹围、臀围、皮肤与黏膜、周围血管征、肺部查体、心脏查体、腹部查体、其他阳性体征	1. 中华人民共和国卫生行业标准 WS 445－2014 电子病历基本数据集：入院记录； 2. 美国卫生信息传输标准（Health Level 7, HL7）； 3. 临床试验数据采集标准（CDASHIG v2.2 2021.9.28）

序号	子模块	数据元	值　域	数据类型	数据加工类型
8.1	体温	体温（℃）		数值	映射
8.2	呼吸频率	呼吸频率（次/分）		数值	映射
8.3	脉搏	脉搏（次/分）		数值	映射
8.4	收缩压	收缩压（mmHg）		数值	映射
8.5	舒张压	舒张压（mmHg）		数值	映射
8.6	体重	体重（kg）		数值	映射
8.7	身高	身高（cm）		数值	映射
8.8	体重指数（BMI）	体重指数（BMI）（kg/m^2）		数值	逻辑计算

（续表）

序号	子模块	数据元	值域	数据类型	数据加工类型
8.9	腹围	腹围（cm）		数值	映射
8.10	臀围	臀围（cm）		数值	映射
8.11	皮肤与黏膜	皮肤与黏膜	正常,异常	文本	结构化
8.12	周围血管征	周围血管征	有,无	文本	结构化
8.13	周围血管征	周围血管征	毛细血管搏动征、交替脉、水冲脉、奇脉、Duroziez 双重杂音	文本	结构化＋归一
8.14	肺部查体	胸廓畸形	有,无	文本	结构化
8.15	肺部查体	呼吸动度	对称,不对称	文本	结构化
8.16	肺部查体	肺部叩诊音	清音,浊音,实音,鼓音,过清音	文本	结构化
8.17	肺部查体	呼吸音	清晰,增粗,减弱,消失	文本	结构化
8.18	肺部查体	胸膜摩擦音	未闻及,闻及	文本	结构化
8.19	肺部查体	肺部湿啰音	未闻及,闻及	文本	结构化
8.20	肺部查体	肺部干啰音	未闻及,闻及	文本	结构化
8.21	心脏查体	心脏叩诊	心界扩大,未扩大	文本	结构化＋归一
8.22	心脏查体	心率（次/分）		数值	结构化
8.23	心脏查体	心律	齐,不齐	文本	结构化
8.24	心脏查体	心音	正常,异常	文本	结构化＋归一
8.25	心脏查体	心脏杂音	未闻及,闻及	文本	结构化

序号	子模块	数据元	值 域	数据类型	数据加工类型
8.26	心脏查体	心脏杂音部位及性质	心尖区收缩期杂音、心尖区舒张期杂音、主动脉瓣区收缩期杂音、主动脉瓣区舒张期杂音、胸骨左缘第3、4肋间收缩期杂音、肺动脉瓣区收缩期杂音、肺动脉瓣区舒张期杂音、三尖瓣区收缩期杂音、三尖瓣区舒张期杂音	文本	结构化+ 归一
8.27	心脏查体	心包摩擦音	未闻及，闻及	文本	结构化+ 归一
8.28	心脏查体	颈静脉怒张	有，无	文本	结构化+ 归一
8.29	腹部查体	肝颈静脉反流征	阳性，阴性	文本	结构化+ 归一
8.30	腹部查体	肝大	有，无	文本	结构化+ 归一
8.31	其他阳性体征	水肿	有，无	文本	结构化+ 归一
8.32	其他阳性体征	水肿部位	眼睑、颜面部、下肢	文本	结构化+ 归一

九、实验室检查

模块名	内 容	参考标准
实验室检查	血常规、尿常规、粪便隐血、生化检查（肝功能、肾功能、血脂、血糖、糖化血红蛋白、电解质、心脏生物标志物、脑钠肽（BNP）、氨基末端脑钠肽前体（NT-proBNP）、D-二聚体、动脉血气、甲状腺功能、铁状态（转铁蛋白，铁蛋白）、激素类、免疫、血清游离轻链检测、血清蛋白电泳、基因检测	中华人民共和国卫生行业标准 WS 445-2014 电子病历基本数据集：检查检验记录

序号	子模块	数据元	值 域	数据类型	数据加工类型
9.1	血常规	检查时间	YYYY-MM-DD	日期	映射
9.2	血常规	红细胞计数（RBC）（10^{12}/L）		数值	映射
9.3	血常规	血红蛋白（Hb）（g/L）		数值	映射
9.4	血常规	红细胞压积（HCT）（%）		数值	映射
9.5	血常规	平均红细胞体积（MCV）（fL）		数值	映射
9.6	血常规	平均红细胞血红蛋白含量（MCH）（pg）		数值	映射
9.7	血常规	平均红细胞血红蛋白浓度（MCHC）（g/L）		数值	映射
9.8	血常规	血小板计数（PLT）（10^9/L）		数值	映射
9.9	血常规	白细胞计数（WBC）（10^9/L）		数值	映射

序号	子模块	数据元	值　域	数据类型	数据加工类型
9.10	血常规	中性粒细胞百分率（NE%）（%）		数值	映射
9.11	血常规	淋巴细胞百分率（LY%）（%）		数值	映射
9.12	血常规	单核细胞百分率（MO%）（%）		数值	映射
9.13	血常规	嗜酸性粒细胞百分率（EO%）（%）		数值	映射
9.14	血常规	嗜碱性粒细胞百分率（BA%）（%）		数值	映射
9.15	血常规	中性粒细胞计数（NE）（10^9/L）		数值	映射
9.16	血常规	淋巴细胞计数（LY）（10^9/L）		数值	映射
9.17	血常规	单核细胞计数（MO）（10^9/L）		数值	映射
9.18	血常规	嗜酸性粒细胞计数（EO）（10^9/L）		数值	映射
9.19	血常规	嗜碱性粒细胞计数（BA）（10^9/L）		数值	映射
9.20	血常规	红细胞体积分布宽度- CV（RDW-CV）（%）		数值	映射
9.21	血常规	红细胞体积分布宽度- SD（RDW-SD）（fL）		数值	映射
9.22	血常规	平均血小板体积（MPV）（fL）		数值	映射
9.23	血常规	血小板压积（PCT）（%）		数值	映射
9.24	血常规	大血小板比率（P-LCR）（%）		数值	映射
9.25	血常规	血小板体积分布宽度（PDW）（%）		数值	映射
9.26	尿常规	检查时间	YYYY-MM-DD	日期	映射

序号	子模块	数据元	值　域	数据类型	数据加工类型
9.27	尿常规	比重		数值	映射
9.28	尿常规	葡萄糖		文本	映射
9.29	尿常规	酮体		文本	映射
9.30	尿常规	白细胞（个/μL）		数值	映射
9.31	尿常规	红细胞（个/μL）		数值	映射
9.32	尿常规	蛋白质		文本	映射
9.33	尿常规	尿钠（mmol/L）		数值	映射
9.34	尿常规	尿钾（mmol/L）		数值	映射
9.35	粪隐血	检查时间	YYYY - MM - DD	日期	映射
9.36	粪隐血	粪隐血	阴性,阳性	文本	映射
9.37	生化检查	检查时间	YYYY - MM - DD	日期	映射
9.38	生化检查	总胆红素（TBil）（μmol/L）		数值	映射
9.39	生化检查	直接胆红素（DBil）（μmol/L）		数值	映射
9.40	生化检查	总胆汁酸（TBA）（μmol/L）		数值	映射
9.41	生化检查	谷丙转氨酶（GPT）（U/L）		数值	映射
9.42	生化检查	谷草转氨酶（GOT）（U/L）		数值	映射
9.43	生化检查	总蛋白（TP）（g/L）		数值	映射

（续表）

序号	子模块	数据元	值　域	数据类型	数据加工类型
9.44	生化检查	白蛋白（ALB）（g/L）		数值	映射
9.45	生化检查	球蛋白（GLO）（g/L）		数值	映射
9.46	生化检查	白蛋白/球蛋白（A/G）		数值	映射
9.47	生化检查	前白蛋白（PA）（g/L）		数值	映射
9.48	生化检查	碱性磷酸酶（ALP）（U/L）		数值	映射
9.49	生化检查	γ-谷氨酰转移酶（GGT）（U/L）		数值	映射
9.50	生化检查	乳酸脱氢酶（LDH）（U/L）		数值	映射
9.51	生化检查	胆碱酯酶 ChE（U/L）		数值	映射
9.52	生化检查	肌酸激酶（CK）（U/L）		数值	映射
9.53	生化检查	血尿素氮（BUN）（mmol/L）		数值	映射
9.54	生化检查	肌酐（Cr）（μmol/L）		数值	映射
9.55	生化检查	尿酸（UA）（μmol/L）		数值	映射
9.56	生化检查	估算肾小球滤过率（eGFR）[mL/(min·1.73m^2)]		数值	映射
9.57	生化检查	葡萄糖（GLU）（mmol/L）		数值	映射
9.58	生化检查	糖化血红蛋白（HbA1c）（%）		数值	映射
9.59	生化检查	总胆固醇（TC）（mmol/L）		数值	映射
9.60	生化检查	甘油三酯（TG）（mmol/L）		数值	映射

（续表）

序号	子模块	数据元	值 域	数据类型	数据加工类型
9.61	生化检查	高密度脂蛋白胆固醇（HDL-C）（mmol/L）		数值	映射
9.62	生化检查	低密度脂蛋白胆固醇（LDL-C）（mmol/L）		数值	映射
9.63	生化检查	非高密度脂蛋白胆固醇（non-HDL-C）（mmol/L）		数值	映射
9.64	生化检查	载脂蛋白 A-Ⅰ（ApoA-Ⅰ）（g/L）		数值	映射
9.65	生化检查	载脂蛋白 B（ApoB）（g/L）		数值	映射
9.66	生化检查	脂蛋白 a[Lp（a）]（g/L）		数值	映射
9.67	生化检查	脂蛋白相关磷脂酶 A2（Lp-PLA2）（U/L）		数值	映射
9.68	生化检查	游离脂肪酸（FFA）（mmol/L）		数值	映射
9.69	生化检查	小而密低密度脂蛋白胆固醇（sdLDL-C）（mmol/L）		数值	映射
9.70	生化检查	载脂蛋白 A-Ⅱ（ApoA-Ⅱ）（g/L）		数值	映射
9.71	生化检查	载脂蛋白 E（ApoE）（g/L）		数值	映射
9.72	生化检查	载脂蛋白 C-Ⅱ（ApoC-Ⅱ）（g/L）		数值	映射
9.73	生化检查	载脂蛋白 C-Ⅲ（ApoC-Ⅲ）（g/L）		数值	映射
9.74	生化检查	钾（K）（mmol/L）		数值	映射
9.75	生化检查	钠（Na）（mmol/L）		数值	映射
9.76	生化检查	氯（Cl）（mmol/L）		数值	映射

序号	子模块	数据元	值　域	数据类型	数据加工类型
9.77	生化检查	钙（Ca）（mmol/L）		数值	映射
9.78	生化检查	镁（Mg）（mmol/L）		数值	映射
9.79	生化检查	检查时间	YYYY－MM－DD	日期	映射
9.80	生化检查	肌酸激酶同工酶 MB（CK－MB）（U/L）		数值	映射
9.81	生化检查	肌酸激酶同工酶 MB 质量（CK－MB mass）（ng/mL）		数值	映射
9.82	生化检查	肌红蛋白（MYO）（ng/mL）		数值	映射
9.83	生化检查	肌钙蛋白 I（cTnI）（ng/mL）		数值	映射
9.84	生化检查	肌钙蛋白 T（cTnT）（ng/mL）		数值	映射
9.85	生化检查	氨基末端脑利钠肽前体（NT－proBNP）（pg/mL）		数值	映射
9.86	生化检查	脑利钠肽前体 BNP（pg/mL）		数值	映射
9.87	生化检查	可溶性生长刺激表达基因蛋白（sST2）（ng/mL）		数值	映射
9.88	D-二聚体	D-二聚体（mg/L）		数值	映射
9.89	动脉血气	pH 值		数值	映射
9.90	动脉血气	二氧化碳分压（PCO$_2$）（mmHg）		数值	映射
9.91	动脉血气	氧分压（PO$_2$）（mmHg）		数值	映射

序号	子模块	数据元	值　　域	数据类型	数据加工类型
9.92	动脉血气	碳酸氢根（HCO_3）（mmol/L）		数值	映射
9.93	动脉血气	标准碱剩余（SBE）（mmol/L）		数值	映射
9.94	动脉血气	钾（K）（mmol/L）		数值	映射
9.95	动脉血气	钠（Na）（mmol/L）		数值	映射
9.96	动脉血气	氯（Cl）（mmol/L）		数值	映射
9.97	动脉血气	乳酸（Lac）（mmol/L）		数值	映射
9.98	甲状腺功能	检查时间	YYYY－MM－DD	日期	映射
9.99	甲状腺功能	促甲状腺激素（TSH）（mU/L）		数值	映射
9.100	甲状腺功能	三碘甲状腺原氨酸（T_3）（nmol/L）		数值	映射
9.101	甲状腺功能	甲状腺素（T_4）（nmol/L）		数值	映射
9.102	甲状腺功能	游离三碘甲状腺原氨酸（FT_3）（pmol/L）		数值	映射
9.103	甲状腺功能	游离甲状腺素（FT_4）（pmol/L）		数值	映射
9.104	甲状腺功能	甲状腺球蛋白（TG）（mg/L）		数值	映射
9.105	甲状腺功能	抗甲状腺球蛋白抗体（anti－TGAb）（IU/L）		数值	映射
9.106	甲状腺功能	抗甲状腺过氧化物酶自身抗体（anti－TPOAb）（IU/L）		数值	映射
9.107	甲状腺功能	促甲状腺激素受体抗体（TRAb）（IU/L）		数值	映射

序号	子模块	数据元	值　　域	数据类型	数据加工类型
9.108	甲状腺功能	促甲状腺激素受体刺激性抗体（TSAb）（IU/L）		数值	映射
9.109	铁状态	转铁蛋白（g/L）		数值	映射
9.110	铁状态	铁蛋白（μg/L）		数值	映射
9.111	激素	检查时间	YYYY - MM - DD	日期	映射
9.112	激素	皮质醇（CORT）（nmol/L）		数值	映射
9.113	激素	促肾上腺皮质激素（ACTH）（pmol/L）		数值	映射
9.114	激素	甲氧基肾上腺素（MN）（nmol/L）		数值	映射
9.115	激素	甲氧基去甲肾上腺素（NMN）（nmol/L）		数值	映射
9.116	激素	3-甲氧酪胺（3 - MT）（pmol/L）		数值	映射
9.117	激素	血浆肾素活性（PRA）[μg(L・h)]		数值	映射
9.118	激素	醛固酮（ALD）（pmol/L）		数值	映射
9.119	激素	血管紧张素Ⅱ（Ang - Ⅱ）（ng/L）		数值	映射
9.120	免疫	C反应蛋白检查时间	YYYY - MM - DD	日期	映射
9.121	免疫	C反应蛋白（CRP）（mg/L）		数值	映射
9.122	免疫	红细胞沉降率检查时间	YYYY - MM - DD	日期	映射
9.123	免疫	红细胞沉降率（ESR）（mm/h）		数值	映射

（续表）

序号	子模块	数据元	值　　域	数据类型	数据加工类型
9.124	免疫	单克隆免疫球蛋白		文本	映射
9.125	免疫	血清免疫固定电泳		文本	映射
9.126	免疫	血清游离轻链 κ/λ（mg/L）		数值	映射
9.127	基因检测	基因检测时间	YYYY－MM－DD	日期	映射
9.128	基因检测	基因检测结果		文本	映射

十、无创心脏影像学检查

模块名	内　　容	参考标准
无创心脏影像学检查	心电图、动态心电图检查、可穿戴心电图、心电图平板运动试验、超声心动图、X线胸片或胸部 CT、心脏磁共振、冠状动脉 CT 血管成像、核医学检查	1. 中华人民共和国卫生行业标准 WS 445－2014 电子病历基本数据集：检查检验记录； 2. 美国卫生信息传输标准（Health Level 7, HL7）； 3. 临床试验数据采集标准（CDASHIG v2.2 2021.9.28）

序号	子模块	数据元	值　　域	数据类型	数据加工类型
10.1	心电图	检查时间	YYYY－MM－DD	日期	映射
10.2	心电图	检查结果	窦性心律，心律失常（窦性心律失常：窦性心动过速、窦性心动过缓、窦性心律不齐、窦性停搏；异位心律：期前收缩、心动过速、扑动与颤动、逸搏；传导异常：左束支传导阻滞、右束支传导阻滞、窦房传导阻滞、房室传导阻滞、预激综合征、干扰与脱节）；ST－T 改变，长 QT 间期综合征，布鲁加达（Brugada）综合征	文本	映射
10.3	心电图	检查结论		文本	映射
10.4	动态心电图	检查时间	YYYY－MM－DD	日期	映射

（续表）

序号	子模块	数据元	值　域	数据类型	数据加工类型
10.5	动态心电图	检查结果	窦性心律，心律失常（窦性心律失常：窦性心动过速、窦性心动过缓、窦性心律不齐、窦性停搏；异位心律：期前收缩、心动过速、扑动与颤动、逸搏；传导异常：传导阻滞、预激综合征、干扰与脱节等），ST－T改变，其他	文本	映射
10.6	动态心电图	检查结论		文本	映射
10.7	可穿戴心电图设备	检查时间	YYYY－MM－DD	日期	映射
10.8	可穿戴心电图设备	设备类型	手环、可穿戴背心、贴片式、其他	文本	映射
10.9	可穿戴心电图检查	检查结果	窦性心律，心律失常（窦性心律失常：窦性心动过速、窦性心动过缓、窦性心律不齐、窦性停搏；异位心律：期前收缩、心动过速、扑动与颤动、逸搏；传导异常：传导阻滞、预激综合征、干扰与脱节等），ST－T改变，其他	文本	映射
10.10	可穿戴心电图检查	检查结论		文本	映射
10.11	可穿戴心电图检查	检查时间	YYYY－MM－DD	日期	映射
10.12	心电图平板运动试验	检查时间	YYYY－MM－DD	日期	映射
10.13	心电图平板运动试验	检查所见		文本	映射
10.14	心电图平板运动试验	检查结论		文本	映射
10.15	超声心动图	检查时间	YYYY－MM－DD	日期	映射

序号	子模块	数据元	值　　域	数据类型	数据加工类型
10.16	超声心动图	左心房内径（mm）		数值	映射
10.17	超声心动图	左心房容积指数（mL/m²）		数值	映射
10.18	超声心动图	右心房内径（mm）		数值	映射
10.19	超声心动图	主动脉根部内径（mm）		数值	映射
10.20	超声心动图	左心室舒张末内径（mm）		数值	映射
10.21	超声心动图	左心室收缩末内径（mm）		数值	映射
10.22	超声心动图	右心室舒张末内径（mm）		数值	映射
10.23	超声心动图	室间隔厚度（mm）		数值	映射
10.24	超声心动图	心尖厚度（mm）		数值	映射
10.25	超声心动图	左心室后壁厚度（mm）		数值	映射
10.26	超声心动图	肺动脉收缩压（mmHg）		数值	映射
10.27	超声心动图	左心室射血分数（LVEF）（%）		数值	映射
10.28	超声心动图	E/A		数值	映射
10.29	超声心动图	e/e'		数值	映射
10.30	超声心动图	瓣膜狭窄	是，否	文本	映射＋归一

序号	子模块	数据元	值　域	数据类型	数据加工类型
10.31	超声心动图	狭窄部位	主动脉瓣、肺动脉瓣、左心房室瓣、右心房室瓣、其他	文本	映射+归一
10.32	超声心动图	瓣膜关闭不全	是,否	文本	映射+归一
10.33	超声心动图	关闭不全部位	主动脉瓣、肺动脉瓣、左心房室瓣、右心房室瓣、其他	文本	映射+归一
10.34	超声心动图	是否有先天性心脏病	是,否	文本	映射+归一
10.35	超声心动图	先天性心脏病名称		文本	映射+归一
10.36	超声心动图	心包积液	是,否	文本	映射+归一
10.37	超声心动图	检查所见		文本	映射
10.38	超声心动图	检查结论		文本	映射
10.39	负荷超声心动图	检查时间	YYYY-MM-DD	日期	映射
10.40	负荷超声心动图	检查所见		文本	映射
10.41	经食管超声心动图	检查时间	YYYY-MM-DD	日期	映射
10.42	经食管超声心动图	检查所见		文本	映射
10.43	X线胸片	检查时间	YYYY-MM-DD	日期	映射
10.44	X线胸片	心脏扩大	是,否	文本	映射+归一

序号	子模块	数据元	值　　域	数据类型	数据加工类型
10.45	X线胸片	肺部炎症	是,否	文本	映射+归一
10.46	X线胸片	肺淤血征	是,否	文本	映射+归一
10.47	X线胸片	胸腔积液	是,否	文本	映射+归一
10.48	X线胸片	检查所见		文本	映射
10.49	X线胸片	检查结论		文本	映射
10.50	胸部CT	检查时间	YYYY-MM-DD	日期	映射
10.51	胸部CT	心脏扩大	是,否	文本	映射+归一
10.52	胸部CT	肺部炎症	是,否	文本	映射+归一
10.53	胸部CT	肺淤血征	是,否	文本	映射+归一
10.54	胸部CT	胸腔积液	是,否	文本	映射+归一
10.55	胸部CT	检查所见		文本	映射
10.56	胸部CT	检查结论		文本	映射
10.57	心脏MRI	检查时间	YYYY-MM-DD	日期	映射
10.58	心脏MRI	左心室射血分数（LVEF）（%）		数值	映射
10.59	心脏MRI	左心房内径(mm)		数值	映射
10.60	心脏MRI	右心房前后径(mm)		数值	映射

序号	子模块	数据元	值　　域	数据类型	数据加工类型
10.61	心脏磁共振	左心室舒张末横径（mm）		数值	映射
10.62	心脏磁共振	右心室舒张末内径（mm）		数值	映射
10.63	心脏磁共振	心肌病变部位及性质		数值	映射
10.64	心脏磁共振	主动脉根部内径（mm）		数值	映射
10.65	心脏磁共振	瓣膜狭窄情况	是,否	文本	映射+ 归一
10.66	心脏磁共振	狭窄部位	主动脉瓣、肺动脉瓣、左心房室瓣、右心房室瓣、其他	文本	映射+ 归一
10.67	心脏磁共振	是否关闭不全	是,否	文本	映射+ 归一
10.68	心脏磁共振	关闭不全部位	主动脉瓣、肺动脉瓣、左心房室瓣、右心房室瓣、其他	文本	映射+ 归一
10.69	心脏磁共振	是否有先天性心脏病	是,否	文本	映射+ 归一
10.70	心脏磁共振	先天性心脏病名称		文本	映射+ 归一
10.71	心脏磁共振	心包积液	是,否	文本	映射+ 归一
10.72	心脏磁共振	检查所见		文本	映射
10.73	心脏磁共振	检查结论		文本	映射
10.74	冠状动脉 CT 血管成像	检查时间	YYYY - MM - DD	日期	映射
10.75	冠状动脉 CT 血管成像	是否有冠状动脉狭窄	是,否	文本	映射+ 归一

序号	子模块	数据元	值　域	数据类型	数据加工类型
10.76	冠状动脉 CT 血管成像	狭窄部位	左主干、左前降支、左回旋支、右冠状动脉、其他	文本	映射+ 归一
10.77	冠状动脉 CT 血管成像	是否有冠状动脉肌桥	是，否	文本	映射+ 归一
10.78	冠状动脉 CT 血管成像	冠状动脉肌桥部位	左主干、左前降支、左回旋支、右冠状动脉、其他	文本	映射+ 归一
10.79	冠状动脉 CT 血管成像	检查所见		文本	映射
10.80	冠状动脉 CT 血管成像	检查结论		文本	映射
10.81	核医学检查	检查时间	YYYY - MM - DD	日期	映射
10.82	核医学检查	检查所见		文本	映射
10.83	核医学检查	检查结论		文本	映射

十一、有创性检查及血流动力学监测

模块名	内　容	参考标准
有创性检查及血液动力学监测	冠状动脉造影、心电生理检查、心内膜心肌活检、有创性血流动力学监测	1. 美国卫生信息传输标准（Health Level 7, HL7）； 2. 临床试验数据采集标准（CDASHIG v2.2 2021.9.28）

序号	子模块	数据元	值　域	数据类型	数据加工类型
11.1	冠状动脉造影	检查时间	YYYY－MM－DD	日期	映射
11.2	冠状动脉造影	是否有冠状动脉狭窄	是,否	文本	映射+归一
11.3	冠状动脉造影	狭窄部位及程度	左主干、左前降支、左回旋支、右冠状动脉、其他	文本	映射+归一
11.4	冠状动脉造影	是否有冠状动脉肌桥	是,否	文本	映射+归一
11.5	冠状动脉造影	冠状动脉肌桥部位	左主干、左前降支、左回旋支、右冠状动脉、其他	文本	映射+归一
11.6	冠状动脉造影	检查所见		文本	映射
11.7	冠状动脉造影	检查结论		文本	映射
11.8	心电生理检查	检查所见	心房颤动、心房扑动、房性心动过速、室性期前收缩、室上性心动过速、预激综合征、传导阻滞	文本	映射+归一
11.9	心内膜心肌活检	检查时间	YYYY－MM－DD	日期	映射

序号	子模块	数据元	值　　域	数据类型	数据加工类型
11.10	心内膜心肌活检	检查所见		文本	映射
11.11	心内膜心肌活检	病理结论		文本	映射
11.12	有创性血流动力学监测	检查时间	YYYY－MM－DD	日期	映射
11.13	有创性血流动力学监测	肺毛细血管楔压（PCWP）（mmHg）		数值	映射
11.14	有创性血流动力学监测	中心静脉压（CVP）（mmHg）		数值	映射
11.15	有创性血流动力学监测	动脉内血压（mmHg）		数值	映射
11.16	有创性血流动力学监测	心输出量（CO）（L/min）		数值	映射
11.17	有创性血流动力学监测	中心静脉血氧饱和度（$ScvO_2$）（%）		数值	映射

十二、运动耐量评估

模块名	内　容	参考标准
运动耐量评估	6分钟步行试验、心肺运动试验	1. 中华人民共和国卫生行业标准 WS 445－2014 电子病历基本数据集：检查检验记录； 2. 美国卫生信息传输标准（Health Level 7, HL7）； 3. 临床试验数据采集标准（CDASHIG v2.2 2021.9.28）

序号	子模块	数据元	值　域	数据类型	数据加工类型
12.1	6分钟步行试验	检查时间	YYYY－MM－DD	日期	映射
12.2	6分钟步行试验	6分钟步行距离（m）		数值	映射
12.3	心肺运动试验	检查日期	YYYY－MM－DD	日期	映射
12.4	心肺运动试验	运动类型	踏车运动,平板运动	文本	映射
12.5	心肺运动试验	运动时长（分钟）		数值	映射
12.6	心肺运动试验	亚极量心率（次/分）		数值	映射
12.7	心肺运动试验	极量心率（次/分）		数值	映射
12.8	心肺运动试验	受限症状	胸闷、胸痛、心悸、头晕、乏力、四肢酸痛、血压升高、血压降低、心律失常	文本	映射

序号	子模块	数据元	值　　域	数据类型	数据加工类型
12.9	心肺运动试验	最大耗氧量（VO_2max）[mL/(kg·min)]		数值	映射
12.10	心肺运动试验	最大通气量（MVV）(L/min)		数值	映射
12.11	心肺运动试验	最大代谢当量（METs）		数值	映射
12.12	心肺运动试验	峰耗氧量[mL/(kg·min)]		数值	映射
12.13	心肺运动试验	无氧阈[mL/(kg·min)]		数值	映射
12.14	心肺运动试验	心率（次/分）		数值	映射
12.15	心肺运动试验	血压（mmHg）		数值	映射
12.16	心肺运动试验	运动中心电图表现		文本	映射

十三、诊断评估

模块名	内 容	参考标准
诊断评估	临床诊断、临床评估	1. 中华人民共和国卫生行业标准 WS 445－2014 电子病历基本数据集：护理评估与计划； 2. 疾病和有关健康问题的国际统计分类（第 10 次修订本，ICD－10）； 3. 中国心力衰竭诊断和治疗指南 2024； 4. 国家心力衰竭指南 2023

序号	子模块	数据元	值 域	数据类型	数据加工类型
13.1	临床诊断	临床诊断	门诊诊断，急诊诊断，入院诊断，出院诊断	文本	映射
13.2	临床诊断	主诊断名称		文本	映射
13.3	临床诊断	主诊断 ICD 编码		文本	映射
13.4	临床诊断	诊断时间	YYYY－MM－DD	日期	映射
13.5	临床诊断	其他诊断名称		文本	映射
13.6	临床诊断	其他诊断 ICD 编码		文本	映射
13.7	临床诊断	其他诊断时间	YYYY－MM－DD	日期	映射
13.8	临床诊断	临床诊断	射血分数降低的心力衰竭（HFrEF）、射血分数改善的心力衰竭（HFimpEF）、射血分数轻度降低的心力衰竭（HFmrEF）、射血分数保留的心力衰竭（HFpEF）	文本	映射＋归一

序号	子模块	数据元	值 域	数据类型	数据加工类型
13.9	临床诊断	临床诊断	急性心力衰竭、慢性心力衰竭、慢性心力衰竭失代偿急性加重、心源性休克	文本	映射+归一
13.10	临床诊断	临床诊断	左心衰竭、右心衰竭、全心衰竭	文本	映射+归一
13.11	临床诊断	病因诊断	高血压性心脏病、冠状动脉粥样硬化性心脏病、糖尿病性心脏病、瓣膜性心脏病、心肌病、心包疾病、先天性心脏病、心脏毒性药物损伤、酒精性心肌病、放射性心肌损伤、感染性疾病、自身免疫病、心肌淀粉样变、结节病、血色病、法布里(Fabry)病、糖原贮积病、肿瘤转移或浸润、甲状腺疾病、甲状旁腺疾病、肢端肥大症、皮质醇增多症、醛固酮增多症、肾上腺皮质功能减退症、缩窄性心包炎、动静脉瘘、慢性贫血、肾衰竭、心律失常	文本	映射+归一
13.12	临床诊断	纽约心脏病学会(NYHA)心功能分级	Ⅰ级、Ⅱ级、Ⅲ级、Ⅳ级	文本	映射+归一
13.13	临床诊断	心力衰竭4个阶段	阶段A(心力衰竭风险)、阶段B(心力衰竭前期)、阶段C(症状性心力衰竭)、阶段D(终末期心力衰竭)	文本	映射+归一
13.14	临床评估	生活质量评估	明尼苏达(Minnesota)心力衰竭生活质量量表(MLHFQ)	文本	映射+归一
13.15	临床评估	生活质量评估	堪萨斯(Kansas)城心肌病患者生活质量量表(KCCQ)	文本	映射+归一
13.16	临床评估	心理评估		文本	映射+归一

十四、治　疗

模块名	内　容	参考标准
治疗	药物、手术治疗	1. 中华人民共和国卫生行业标准 WS 445－2014 电子病历基本数据集：住院医嘱； 2. 美国卫生信息传输标准（Health Level 7, HL7）； 3. 临床试验数据采集标准（CDASHIG v2.2 2021.9.28）

序号	子模块	数据元	值　域	数据类型	数据加工类型
14.1	药物治疗	ACEI/ARB/ARNI	是，否	文本	映射＋归一
14.2	药物治疗	ACEI/ARB/ARNI 名称		文本	映射
14.3	药物治疗	ACEI/ARB/ARNI 剂量		数值	映射
14.4	药物治疗	开始使用时间	YYYY－MM－DD	日期	映射
14.5	药物治疗	停止使用时间	YYYY－MM－DD	日期	映射
14.6	药物治疗	停止用药原因		文本	映射＋归一
14.7	药物治疗	β受体阻滞剂	是，否	文本	映射＋归一
14.8	药物治疗	β受体阻滞剂名称		文本	映射
14.9	药物治疗	β受体阻滞剂剂量		数值	映射

序号	子模块	数据元	值　　域	数据类型	数据加工类型
14.10	药物治疗	开始使用时间	YYYY－MM－DD	日期	映射
14.11	药物治疗	停止使用时间	YYYY－MM－DD	日期	映射
14.12	药物治疗	停止用药原因		文本	映射＋归一
14.13	药物治疗	醛固酮抑制剂	是,否	文本	映射＋归一
14.14	药物治疗	醛固酮抑制剂名称		文本	映射
14.15	药物治疗	醛固酮抑制剂剂量		数值	映射
14.16	药物治疗	开始使用时间	YYYY－MM－DD	日期	映射
14.17	药物治疗	停止使用时间	YYYY－MM－DD	日期	映射
14.18	药物治疗	停止用药原因		文本	映射＋归一
14.19	药物治疗	使用 SGLT2i	是,否	文本	映射＋归一
14.20	药物治疗	SGLT2i 名称		文本	映射
14.21	药物治疗	SGLT-2i 剂量		数值	映射
14.22	药物治疗	开始使用时间	YYYY－MM－DD	日期	映射
14.23	药物治疗	停止使用时间	YYYY－MM－DD	日期	映射
14.24	药物治疗	停止用药原因		文本	映射＋归一
14.25	药物治疗	利尿剂	是,否	文本	映射＋归一
14.26	药物治疗	利尿剂名称		文本	映射

序号	子模块	数据元	值　　域	数据类型	数据加工类型
14.27	药物治疗	利尿剂剂量		数值	映射
14.28	药物治疗	开始使用时间	YYYY－MM－DD	日期	映射
14.29	药物治疗	停止使用时间	YYYY－MM－DD	日期	映射
14.30	药物治疗	停止用药原因		文本	映射＋归一
14.31	药物治疗	硝酸酯类	是,否	文本	映射＋归一
14.32	药物治疗	硝酸酯类名称		文本	映射
14.33	药物治疗	硝酸酯类剂量		数值	映射
14.34	药物治疗	开始使用时间	YYYY－MM－DD	日期	映射
14.35	药物治疗	停止使用时间	YYYY－MM－DD	日期	映射
14.36	药物治疗	停止用药原因		文本	映射＋归一
14.37	药物治疗	地高辛	是,否	文本	映射＋归一
14.38	药物治疗	地高辛剂量		数值	映射
14.39	药物治疗	开始使用时间	YYYY－MM－DD	日期	映射
14.40	药物治疗	停止使用时间	YYYY－MM－DD	日期	映射
14.41	药物治疗	停止用药原因		文本	映射＋归一
14.42	药物治疗	伊伐布雷定	是,否	文本	映射＋归一
14.43	药物治疗	伊伐布雷定剂量		数值	映射
14.44	药物治疗	开始使用时间	YYYY－MM－DD	日期	映射

序号	子模块	数据元	值域	数据类型	数据加工类型
14.45	药物治疗	停止使用时间	YYYY - MM - DD	日期	映射
14.46	药物治疗	停止用药原因		文本	映射＋归一
14.47	药物治疗	托伐普坦	是,否	文本	映射＋归一
14.48	药物治疗	托伐普坦剂量		数值	映射
14.49	药物治疗	开始使用时间	YYYY - MM - DD	日期	映射
14.50	药物治疗	停止使用时间	YYYY - MM - DD	日期	映射
14.51	药物治疗	停止用药原因		文本	映射＋归一
14.52	药物治疗	维立西呱	是,否	文本	映射＋归一
14.53	药物治疗	维立西呱剂量		数值	映射
14.54	药物治疗	开始使用时间	YYYY - MM - DD	日期	映射
14.55	药物治疗	停止使用时间	YYYY - MM - DD	日期	映射
14.56	药物治疗	停止用药原因		文本	映射＋归一
14.57	药物治疗	冻干重组人脑利钠肽	是,否	文本	映射＋归一
14.58	药物治疗	冻干重组人脑利钠肽剂量		数值	映射
14.59	药物治疗	使用天数		数值	映射＋逻辑计算
14.60	药物治疗	左西孟旦	是,否	文本	映射＋归一
14.61	药物治疗	左西孟旦剂量		数值	映射
14.62	药物治疗	使用天数		数值	映射＋逻辑计算

（续表）

序号	子模块	数据元	值　　域	数据类型	数据加工类型
14.63	药物治疗	米力农	是,否	文本	映射+ 归一
14.64	药物治疗	米力农剂量		数值	映射
14.65	药物治疗	使用天数		数值	映射+ 逻辑计算
14.66	药物治疗	多巴胺	是,否	文本	映射+ 归一
14.67	药物治疗	多巴胺剂量		数值	映射
14.68	药物治疗	使用天数		数值	映射+ 逻辑计算
14.69	药物治疗	多巴酚丁胺	是,否	文本	映射+ 归一
14.70	药物治疗	多巴酚丁胺剂量		数值	映射
14.71	药物治疗	使用天数		数值	映射+ 逻辑计算
14.72	药物治疗	去甲肾上腺素	是,否	文本	映射+ 归一
14.73	药物治疗	去甲肾上腺素剂量		数值	映射
14.74	药物治疗	使用天数		数值	映射+ 逻辑计算
14.75	药物治疗	肾上腺素	是,否	文本	映射+ 归一
14.76	药物治疗	肾上腺素剂量		数值	映射
14.77	药物治疗	使用天数		数值	映射+ 逻辑计算
14.78	药物治疗	间羟胺	是,否	文本	映射+ 归一
14.79	药物治疗	间羟胺剂量		数值	映射
14.80	药物治疗	使用天数		数值	映射+ 逻辑计算

序号	子模块	数据元	值　域	数据类型	数据加工类型
14.81	药物治疗	硝普钠	是,否	文本	映射+归一
14.82	药物治疗	硝普钠剂量		数值	映射
14.83	药物治疗	使用天数		数值	映射+逻辑计算
14.84	药物治疗	乌拉地尔	是,否	文本	映射+归一
14.85	药物治疗	乌拉地尔剂量		数值	映射
14.86	药物治疗	使用天数		数值	映射+逻辑计算
14.87	药物治疗	阿司匹林	是,否	文本	映射+归一
14.88	药物治疗	阿司匹林剂量		数值	映射
14.89	药物治疗	开始使用时间	YYYY-MM-DD	日期	映射
14.90	药物治疗	停止使用时间	YYYY-MM-DD	日期	映射
14.91	药物治疗	停止用药原因		文本	映射+归一
14.92	药物治疗	氯吡格雷	是,否	文本	映射+归一
14.93	药物治疗	氯吡格雷剂量		数值	映射
14.94	药物治疗	开始使用时间	YYYY-MM-DD	日期	映射
14.95	药物治疗	停止使用时间	YYYY-MM-DD	日期	映射
14.96	药物治疗	停止用药原因		文本	映射+归一
14.97	药物治疗	替格瑞洛	是,否	文本	映射+归一
14.98	药物治疗	替格瑞洛剂量		数值	映射

序号	子模块	数据元	值　域	数据类型	数据加工类型
14.99	药物治疗	开始使用时间	YYYY－MM－DD	日期	映射
14.100	药物治疗	停止使用时间	YYYY－MM－DD	日期	映射
14.101	药物治疗	停止用药原因		文本	映射＋归一
14.102	药物治疗	吲哚布芬	是,否	文本	映射＋归一
14.103	药物治疗	吲哚布芬剂量		数值	映射
14.104	药物治疗	开始使用时间	YYYY－MM－DD	日期	映射
14.105	药物治疗	停止使用时间	YYYY－MM－DD	日期	映射
14.106	药物治疗	停止用药原因		文本	映射＋归一
14.107	药物治疗	西洛他唑	是,否	文本	映射＋归一
14.108	药物治疗	西洛他唑剂量		数值	映射
14.109	药物治疗	开始使用时间	YYYY－MM－DD	日期	映射
14.110	药物治疗	停止使用时间	YYYY－MM－DD	日期	映射
14.111	药物治疗	停止用药原因		文本	映射＋归一
14.112	药物治疗	华法林	是,否	文本	映射＋归一
14.113	药物治疗	华法林剂量		数值	映射
14.114	药物治疗	开始使用时间	YYYY－MM－DD	日期	映射
14.115	药物治疗	停止使用时间	YYYY－MM－DD	日期	映射

序号	子模块	数据元	值　　域	数据类型	数据加工类型
14.116	药物治疗	停止用药原因		文本	映射+ 归一
14.117	药物治疗	新型口服抗凝药	是,否	文本	映射+ 归一
14.118	药物治疗	新型口服抗凝药名称		文本	映射
14.119	药物治疗	新型口服抗凝药剂量		数值	映射
14.120	药物治疗	开始使用时间	YYYY－MM－DD	日期	映射
14.121	药物治疗	停止使用时间	YYYY－MM－DD	日期	映射
14.122	药物治疗	停止用药原因		文本	映射+ 归一
14.123	药物治疗	他汀类	是,否	文本	映射+ 归一
14.124	药物治疗	他汀类名称		文本	映射
14.125	药物治疗	他汀类剂量		数值	映射
14.126	药物治疗	开始使用时间	YYYY－MM－DD	日期	映射
14.127	药物治疗	停止使用时间	YYYY－MM－DD	日期	映射
14.128	药物治疗	停止用药原因		文本	映射+ 归一
14.129	药物治疗	PCSK9 抑制剂	是,否	文本	映射+ 归一
14.130	药物治疗	PCSK9 抑制剂名称		文本	映射
14.131	药物治疗	PCSK9 抑制剂剂量		数值	映射
14.132	药物治疗	开始使用时间	YYYY－MM－DD	日期	映射

序号	子模块	数据元	值 域	数据类型	数据加工类型
14.133	药物治疗	停止使用时间	YYYY－MM－DD	日期	映射
14.134	药物治疗	停止用药原因		文本	映射＋归一
14.135	药物治疗	小干扰 RNA(siRNA)	是,否	文本	映射＋归一
14.136	药物治疗	小干扰 RNA(siRNA)名称		文本	映射
14.137	药物治疗	小干扰 RNA(siRNA)剂量		数值	映射
14.138	药物治疗	开始使用时间	YYYY－MM－DD	日期	映射
14.139	药物治疗	停止使用时间	YYYY－MM－DD	日期	映射
14.140	药物治疗	停止用药原因		文本	映射＋归一
14.141	手术治疗	手术治疗	是,否	文本	映射＋归一
14.142	手术治疗	手术治疗次数		数值	映射＋归一
14.143	手术治疗	手术名称		文本	映射
14.144	手术治疗	手术时间	YYYY－MM－DD	日期	映射
14.145	手术治疗	术中输血	是,否	文本	映射＋归一
14.146	手术治疗	术中输血量(mL)		数值	映射＋归一
14.147	手术治疗	术后并发症	是,否	文本	映射＋归一
14.148	手术治疗	术后并发症类型		文本	映射＋归一
14.149	手术治疗	术后并发症转归	已恢复(无后遗症、正常恢复),已恢复(有后遗症),未恢复,恶化,死亡	文本	映射＋归一

序号	子模块	数据元	值 域	数据类型	数据加工类型
14.150	手术治疗	冠状动脉搭桥术	是,否	文本	映射+ 归一
14.151	手术治疗	冠状动脉搭桥术手术时间	YYYY – MM – DD	日期	映射
14.152	手术治疗	冠状动脉支架植入术	是,否	文本	映射+ 归一
14.153	手术治疗	冠状动脉支架植入术时间	YYYY – MM – DD	日期	映射
14.154	手术治疗	射频消融术	是,否	文本	映射+ 归一
14.155	手术治疗	射频消融术时间	YYYY – MM – DD	日期	映射
14.156	手术治疗	左心耳封堵术	是,否	文本	映射+ 归一
14.157	手术治疗	左心耳封堵术时间	YYYY – MM – DD	日期	映射
14.158	手术治疗	房间隔封堵术	是,否	文本	映射+ 归一
14.159	手术治疗	房间隔封堵术时间	YYYY – MM – DD	日期	映射
14.160	手术治疗	室间隔封堵术	是,否	文本	映射+ 归一
14.161	手术治疗	室间隔封堵术时间	YYYY – MM – DD	日期	映射
14.162	手术治疗	经皮室间隔心肌化学消融术	是,否	文本	映射+ 归一
14.163	手术治疗	经皮室间隔心肌化学消融术时间	YYYY – MM – DD	日期	映射
14.164	手术治疗	心脏瓣膜手术	是,否	文本	映射+ 归一
14.165	手术治疗	心脏瓣膜手术时间	YYYY – MM – DD	日期	映射

序号	子模块	数据元	值 域	数据类型	数据加工类型
14.166	手术治疗	心脏瓣膜手术名称	左房室瓣置换术、左房室瓣成形术、主动脉瓣置换术、主动脉瓣成形术、右房室瓣置换术、右房室瓣成形术	文本	映射+ 归一
14.167	手术治疗	心脏起搏器植入术	是，否	文本	映射+ 归一
14.168	手术治疗	心脏起搏器植入术时间	YYYY - MM - DD	日期	映射
14.169	手术治疗	植入心脏起搏器工作模式		文本	映射
14.170	手术治疗	心脏植入式电子设备	是，否	文本	映射+ 归一
14.171	手术治疗	植入式电子设备名称	CRT、CRT - D	文本	映射+ 归一
14.172	手术治疗	心室辅助装置	是，否	文本	映射+ 归一
14.173	手术治疗	心室辅助装置植入时间	YYYY - MM - DD	日期	映射
14.174	手术治疗	心室辅助装置	左心室辅助装置、右心室辅助装置	文本	映射+ 归一
14.175	手术治疗	心室辅助装置型号		文本	映射
14.176	手术治疗	植入式心脏收缩力调节器	是，否	文本	映射+ 归一
14.177	手术治疗	植入式心脏收缩力调节器时间	YYYY - MM - DD	日期	映射
14.178	手术治疗	心脏移植	是，否	文本	映射+ 归一
14.179	手术治疗	心脏移植时间	YYYY - MM - DD	日期	映射

注：ACEI，血管紧张素转化酶抑制剂；ARB，血管紧张素Ⅱ受体阻滞剂；ARNI，血管紧张素受体脑啡肽酶抑制剂；SGLT2i，钠-葡萄糖共转运蛋白2抑制剂；PCSK9（前蛋白转化酶枯草杆菌酶Kexin 9型）抑制剂，一种用于降低血液中低密度脂蛋白胆固醇水平的药物；CRT，心脏再同步治疗；CRT - D，心脏再同步治疗除颤器。

十五、随访信息

模块名	内　容	参考标准
随访信息	随访日期、随访方式、随访次数、随访评价、目前状态、目前用药、死亡日期、死亡地点、主要死亡原因等	1. 中华人民共和国卫生行业标准 WS/T 500－2016 电子病历共享文档规范:死亡记录; 2. 美国卫生信息传输标准(Health Level 7, HL7)

序号	子模块	数据元	值　域	数据类型	数据加工类型
15.1	随访信息	随访日期	YYYY－MM－DD	日期	映射
15.2	随访信息	随访方式	医院随访,电话随访,系统随访,网络随访	文本	映射
15.3	随访信息	随访次数(次)		数值	映射
15.4	随访信息	是否计划内随访	是,否	文本	映射
15.5	随访信息	随访评价	稳定,再发,死亡,不详	文本	映射
15.6	随访信息	有无临床症状	有(胸痛、胸闷、气促、呼吸困难、双下肢水肿等),无	文本	映射
15.7	随访信息	目前状态	心功能分级(NYHA)	文本	映射+ 归一
15.8	随访信息	血压(mmHg)		数值	映射

（续表）

序号	子模块	数据元	值 域	数据类型	数据加工类型
15.9	随访信息	心率（次/分）		数值	映射
15.10	随访信息	使用 ACEI/ARB/ARNI 名称		文本	映射+归一
15.11	随访信息	使用 ACEI/ARB/ARNI 剂量		数值	映射+归一
15.12	随访信息	使用 β 受体阻滞剂名称		文本	映射+归一
15.13	随访信息	使用 β 受体阻滞剂剂量（mg）		数值	映射+归一
15.14	随访信息	使用醛固酮抑制剂名称		文本	映射
15.15	随访信息	使用醛固酮抑制剂剂量		数值	映射
15.16	随访信息	使用 SGLT-2i 名称		文本	映射
15.17	随访信息	使用 SGLT-2i 剂量		数值	映射
15.18	随访信息	使用维立西呱	是,否	文本	映射+归一
15.19	随访信息	使用维立西呱剂量		数值	映射
15.20	随访信息	使用伊伐布雷定	是,否	文本	映射+归一
15.21	随访信息	使用伊伐布雷定剂量		数值	映射
15.22	随访信息	脑钠肽（BNP）（μg/L）		数值	映射
15.23	随访信息	氨基末端脑钠肽前体（NT－proBNP）（μg/L）		数值	映射
15.24	随访信息	NT－proBNP/BNP 检查时间	YYYY－MM－DD	日期	映射
15.25	随访信息	肌酸激酶同工酶（CK－MB）（U/L）		数值	映射

序号	子模块	数据元	值 域	数据类型	数据加工类型
15.26	随访信息	肌酸激酶同工酶质量（CK－MB mass）（μg/L）		数值	映射
15.27	随访信息	肌红蛋白（MYO）（μg/L）		数值	映射
15.28	随访信息	肌钙蛋白 I（cTnI）（μg/L）		数值	映射
15.29	随访信息	肌钙蛋白 T（cTnT）（μg/L）		数值	映射
15.30	随访信息	再住院	是,否	文本	映射＋归一
15.31	随访信息	再住院次数		数值	映射＋归一
15.32	随访信息	再住院原因		文本	映射＋归一
15.33	随访信息	死亡日期	YYYY－MM－DD	日期	映射
15.34	随访信息	主要死亡原因	心源性,非心源性,不详	文本	映射＋归一
15.35	随访信息	死亡地点		文本	映射

十六、参考文献

1. WANG H, LI Y, CHAI K, et al. Mortality in patients admitted to hospital with heart failure in China：a nationwide cardiovascular association database-heart failure centre registry cohort study [J]. Lancet Glob Health，2024,12(4)：e611 - e622.

2. 国家心血管病中心，国家心血管病专家委员会心力衰竭专业委员会，中国医师协会心力衰竭专业委员会，等. 国家心力衰竭指南 2023[J]. 中华心力衰竭和心肌病杂志，2023,7(4)：215 - 311.

3. 中华医学会心血管病学分会，中国医师协会心血管内科医师分会，中国医师协会心力衰竭专业委员会，等. 中国心力衰竭诊断和治疗指南 2024[J]. 中华心血管病杂志，2024,52(3)：235 - 275.

4. MCDONAGH T A, MEUA M, ADAMO M, et al. 2023 Focused Update：ofthe 2021 ESC guidelines for the diagnosis and treatnlenl of acute and ehtonie heart failme [J]. Eur Heart J，2023,44(37)：3627 - 3639.

5. MCDONAGH T A, METRA M, ADANLO M, et al. 2021 ESC guidelines tbr the diagnosis and treatment of acute and chronic heart faihlre [J]. Eur Heart J，2021,42(36)：3599 - 3726.

6. 张林，赵英杰，陈兴. 观测指标标识符逻辑命名与编码系统(LOINC)数据库介绍[J]. 河北省科学院学报，2004,21(4)：66 - 68；71.

7. 北京协和医院世界卫生组织国际分类家族合作中心. 疾病和有关健康问题的国际统计分类(ICD - 10)[M]. 2 版. 北京：人民卫生出版社，2008.

8. 观测指标标识符逻辑命名与编码系统[Logical Observation Identifiers Names and Codes，LOINC(R)]. https://loinc. org/downloads/.

9. 临床试验数据采集标准(CDASHIG v2.2 2021.9.28). https://www. cdisc. org/standards/foundational/cdash♯standard__versions.

10. 美国卫生信息传输标准(Health Level 7，HL7). https://www. hl7. org/implement/standards/product_brief. cfm? product_id=185.

11. 中国卫生健康信息数据元. http://www. nhc. gov. cn/fzs/s7852d/202310/b02b9e310c25477faeff44b2be8ef1a1. shtml.

12. 中华人民共和国卫生行业标准 WS 445 - 2014 电子病历基本数据集. http://www. nhc. gov. cn/wjw/s9497/wsbz_12. shtml.

13. 中华人民共和国卫生行业标准 WS/T 500 - 2016 电子病历共享文档规范. http://www. nhc. gov. cn/cms-search/wsbz/wsbSearchList. htm.

图书在版编目(CIP)数据

心力衰竭标准数据集/姜红主编. --上海：复旦
大学出版社,2024.10. --(心血管病标准数据集).
ISBN 978-7-309-17671-1

Ⅰ. R541.6-65

中国国家版本馆 CIP 数据核字第 2024B9752T 号

心力衰竭标准数据集
姜　红　主编
责任编辑/贺　琦

复旦大学出版社有限公司出版发行
上海市国权路 579 号　邮编：200433
网址：fupnet@ fudanpress.com　　http://www.fudanpress.com
门市零售：86-21-65102580　　　团体订购：86-21-65104505
出版部电话：86-21-65642845
上海盛通时代印刷有限公司

开本 787 毫米×1092 毫米　1/16　印张 4.75　字数 125 千字
2024 年 10 月第 1 版第 1 次印刷

ISBN 978-7-309-17671-1/R · 2131
定价：42.00 元